QUE DOIT-ON PENSER

DES

ACCIDENTS OCCASIONNÉS PAR LE SUBLIMÉ

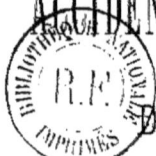

DANS LES SUITES DE COUCHES

PAR

LE Dr ÉMILE BLANC

Ancien chef de clinique obstétricale à la Faculté de médecine.

———— ✳ ————

Mémoire lu à la Société des Sciences médicales de Lyon

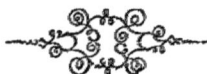

LYON

ASSOCIATION TYPOGRAPHIQUE

F. PLAN, RUE DE LA BARRE, 12.

—

1888

QUE DOIT-ON PENSER

DES

ACCIDENTS OCCASIONNÉS PAR LE SUBLIMÉ

DANS LES SUITES DE COUCHES ?

Il semblerait, d'après les brillants résultats fournis par l'emploi du sublimé en chirurgie générale, que la mise au contact de cette substance avec les grandes cavités séreuses, et que son utilisation sur la plus vaste échelle pour le lavage des plaies fussent une pratique dépourvue de tout inconvénient et de tout danger. Et cependant l'usage obstétrical de cet antiseptique nécessite quelques réserves, car un certain nombre d'accidents lui ont été imputés, dont il convient de rechercher l'origine et la valeur. De la lecture d'un assez grand nombre d'observations publiées jusqu'ici, et qu'on trouve rassemblées dans différents travaux, il résulte incontestablement que des accidents plus ou moins graves, parfois mortels, ont suivi les injections intra-utérines de sublimé ou même de simples injections vaginales (obs. de Maürer, *Centr. f. Gyn.*, n° 17, 26 avril 1884). Quelques-unes de ces observations, la première du mémoire de Butte (1), par exemple, sont peu probantes. En effet, aux phénomènes d'intoxication viennent se surajouter des accidents septiques et inflammatoires (exsudats péritonéaux), ce qui a fourni l'occasion à certains auteurs de nier complètement les accidents d'empoisonnement

(1) Lucien Butte : Du sublimé en obstétrique (*Nouvelles Archives d'obstétrique et gynécologie*, 1886, n° 4).

par le sublimé (1). D'autres observations sont au contraire très nettes.

Tel est le cas de Vohtz (2). Une femme avorte à deux mois. Après l'expulsion de l'œuf on injecte dans l'utérus 175 grammes d'une solution de sublimé à 1/750, soit 23 centigrammes de sublimé. Aussitôt surviennent des douleurs hypogastriques intenses, accompagnées de vomissements, d'hypothermie (36°). Le lendemain, diarrhée intense, séreuse d'abord, puis suivie de ténesme et de selles sanguinolentes. Liseré métallique très net sur le bord des gencives. On nota en outre du prurit cutané, de l'anurie, de l'albuminurie. La mort survint au huitième jour. L'autopsie de la malade ne put être faite.

Voici un autre cas d'intoxication de Thorn (3). Chez une accouchée et immédiatement après la délivrance, on fait une irrigation vaginale de liqueur de Van-Swieten. Deux heures après, diarrhée, pouls petit, soif vive, sécheresse à la gorge. Température normale. La diarrhée, très abondante, ne cède qu'à de fortes doses d'opium pour reprendre avec un caractère dysentérique le 5e jour. Mort le dixième jour. A l'autopsie, on trouve un peu de liquide dans le péritoine, une néphrite aiguë et des ulcérations avec eschares dans le gros intestin.

Netzel (4) cite le fait suivant : Une primipare accouche à terme dans des conditions normales. Hémorrhagie de la délivrance d'intensité moyenne. Après l'accouchement on pratique tous les jours une injection vaginale de sublimé à 1/3200. Au 7e jour il survient de la fièvre et on fait deux injections intra-utérine de sublimé à 1/1500. Dès la première injection, la malade accuse un peu de douleur hypogastrique accompa-

(1) A. Mangin : Quelques accidents provoqués par les injections intra-utérines (Nouv. Arch. d'obst., 12 déc. 1887).

(2) Bordes : De l'emploi du sublimé en obstétrique. (Thèse de Paris, 1886).

(3) Thorn : Voir mém. de Butte, déjà cité, p. 195.

(4) Netzel : Id. et Revue obst. et gyn., janvier 1886, p. 10.

gnée d'une hémorrhagie légère. Dans la nuit qui suit les injections intra-utérines éclate une diarrhée sanguinolente qui dure 2 jours, et consécutivement arrivent des vomissements, du hoquet, de la céphalalgie, de la somnolence. Stomatite légère. Anurie et albuminurie. *Les urines contiennent du mercure.* Cette malade succombe dans la prostration le quatorzième jour sans température et avec un érythème développé sur la face et autour du bassin. A l'autopsie, ulcérations intestinales typiques et néphrite aiguë.

Brun (1), dans sa thèse d'agrégation, rapporte aussi un exemple d'empoisonnement par le sublimé dans les suites de couches. La femme, accouchée par le forceps, subit après la délivrance une injection intra-utérine de 4 à 5 litres d'une solution de bichlorure à 1/1000. Quelques heures après il survient des coliques accompagnées de ténesme et d'évacuations alvines abondantes. Dans la bouche on observe une gingivite intense et plus tard des plaques gangréneuses. Les troubles généraux notés furent de l'anémie, une température très basse, de l'hyperesthésie, de l'insomnie. Les urines étaient troubles et albumineuses. La malade finit par guérir.

Tout récemment, Virchow (2), Kummel (3) ont apporté à cette liste des accidents produits par l'emploi du bichlorure de mercure comme agent antiseptique, de nouvelles observations qui ne laissent aucune place au doute. L'une des observations citées par Virchow est relative à une femme de 25 ans, nouvellement accouchée, qu'on désinfecte d'abord à l'acide phénique, puis au sublimé; en trois jours on lui fait trois injections intra-utérines avec la liqueur de Van-Swieten. La quantité de liquide injectée chaque fois a été de 1 litre. La femme succomba deux jours après la dernière injection. A l'autopsie on trouva des exsudats diphthéroïdes

(1) Brun : Des accidents imputables à l'emploi chirurgical des antiseptiques (thèse d'agrégation, Paris, 1886).

(2) Virchow : *Deutsche med. Wochenschrift*, 1887, n° 50.

(3) Kummel : Id., id., 1886, n° 34, et *Gazette médicale de Paris*, 14 avril 1888.

sur la muqueuse de l'utérus et du vagin, des lésions inflammatoires diverses du petit bassin, du pus dans les plèvres et
les petites articulations. Le côlon offrait des traces d'une
affection diphthéroïde grave. Des recherches spéciales furent
effectuées par le professeur Salkowski; elles donnèrent la
preuve de la présence du mercure dans la paroi de l'intestin
au siège des lésions. Chez cette femme, des phénomènes septiques paraissent s'être développés parallèlement à l'intoxication mercurielle.

Relatons enfin une intoxication mortelle par cette même
substance survenue dans la clinique du professeur Hofmeier
(Giessen) et rapportée par son assistant Steffeck (3). Le fait
mérite d'autant plus l'attention que l'accident s'est produit
malgré l'emploi de faibles doses de sublimé. Voici dans
quelles conditions. Une femme de 27 ans, IV pare, est venue
à la clinique pour menace d'avortement à quatre mois de
grossesse. Lors de son entrée on ne note rien de spécial.
L'appétit est bon, pas de diarrhée ni de troubles de la sensi-
bilité générale, ni *œdème* ni *exanthème*. On lave aussitôt les
organes génitaux externes avec une solution hydrargyrique
de sublimé de 1/1000 et on fait une injection vaginale avec
un litre d'une solution à 1/3000. Cette même injection est
répétée les jours suivants. Le cinquième jour une hémorrhagie se déclare pour laquelle on pratique le tamponnement
avec de la gaze iodoformée. Le lendemain la femme accuse
un frisson et la température s'élève à 39°. On extrait aussitôt le placenta, non sans avoir désinfecté le vagin avec une
solution de sublimé à 1/3000 et la cavité utérine avec un litre d'une solution à 1/5000. Après l'extraction du placenta
on répéta l'injection intra-utérine avec cette dernière solution et on donna de l'ergotine. Une heure plus tard la femme
avait de la diarrhée avec ténesme et offrait une certaine agita-
tion; la température atteignait 40°. Mais le jour suivant cette
même température s'abaissait à 36°,4. La diarrhée s'accentua,

(3) Steffeck : Ein Fall von Sublimatintoxikation mit tödlichem Ausgang
(*Centralb. für Gynœkologie*, 1888, n° 5.)

devint sanguinolente et fétide. Un liseré gingival se révéla accompagné à bref délai d'ulcérations buccales. On nota en outre des nausées, un pouls petit et fréquent, de la prostration, etc. L'anurie était complète. On parvint cependant à retirer les jours suivants à l'aide de la sonde une urine louche, purulente, albumineuse, riche en cylindres granuleux. La température descendit à 35°,9. La mort survint dans le coma. A l'autopsie, on trouva des ulcérations intestinales développées surtout au niveau du côlon, de l'S iliaque et du rectum ; une néphrite parenchymateuse aiguë, de l'œdème pulmonaire, etc. Dans ce cas on avait en six jours employé 2 grammes de sublimé à 1/3000 en injections vaginales et 0,40 centigrammes en deux injections intra-utérines à la solution de 1/5000. Nous ajouterons que nous n'avons pas trouvé *noté un examen des urines au moment de la rentrée de cette femme;* la feuille d'observation indiquait seulement *qu'elle n'offrait ni éruption ni œdème.*

Des accidents analogues ont été signalés par des chirurgiens à la suite d'opérations gynécologiques. Keller (1), après une hystérectomie, fit faire des irrigations au sublimé à 1/4 : 1.000 et perdit sa malade d'intoxication mercurielle. Müller (2) cite un fait identique : après une hystérectomie de fréquents lavages sont faits avec une solution de sublimé à 1 : 4.000, et la malade meurt trois jours après, avec les mêmes altérations intestinales que Frænkel, Virchow ont étudiées et signalées comme caractéristiques.

Il est important de faire remarquer qu'un chirurgien peut utiliser les solutions mercurielles ordinairement employées sans avoir d'accidents jusqu'au jour où, sans raison appréciable, une mauvaise série survient. Maürer (3) s'est servi pendant deux ans du sublimé en chirurgie sans avoir d'accidents. Deux fois seulement il observa un peu d'érythème. En obstétrique il n'eut rien de fâcheux durant la première

(1) Keller : *Archiv. f. Gynœk.*, t. XXVI, cah. 1.
(2) Müller : *Centralblatt f. Gynœk.*, 5 avril 1884.
(3) Maürer : Zur sublimat intoxication (*Centr. f. Gyn.*, avril 1884).

année, mais au bout de ce temps il s'est trouvé en présence d'un véritable empoisonnement. Kummel (1) (de Hambourg) a pu faire usage de solutions au sublimé variant de 1/1000 à 1/5000 dans une série de près de 900 opérations sans avoir d'accidents. Puis la série heureuse a été terminée par deux cas d'intoxication grave dont un terminé par la mort.

Le faits qui précèdent prouvent donc que le sublimé utilisé comme antiseptique peut avoir en obstétrique comme en gynécologie de sérieux inconvénients. Presque toujours les phénomènes d'intoxication succèdent de près à l'injection, utérine ou vaginale, de bichlorure. Ils consistent surtout en une diarrhée, séreuse d'abord, puis séro-sanguinolente, accompagnée des symptômes de la dysenterie (coliques vives, ténesme, épreintes, etc.). On trouve assez souvent notées de la gingivite, des ulcérations buccales, de l'anurie. L'albuminurie est constante. Plus irrégulièrement signalés sont les symptômes tels que la céphalalgie, les vomissements, un violent frisson au début, de la douleur à l'hypogastre, de la petitesse du pouls, etc.

Dans notre première année de service à la clinique obstétricale de la Faculté nous eûmes l'occasion d'observer deux légers cas d'empoisonnement par le sublimé. Les accidents survinrent après passage dans la cavité utérine d'une solution à 1/2000 de bichlorure d'hydrargyre (2). Une heure environ après l'injection, faite dans les deux premiers jours des couches et pour une température atteignant 39°, éclate une diarrhée séreuse profuse qui bientôt fit place à une véritable dysenterie avec selles glaireuses et sanguinolentes se répétant au moins toutes les cinq ou dix minutes. Nous notâmes en outre une pâleur extrême de la face, de la petitesse du pouls et des douleurs abdominales excessivement intenses, que les piqûres de morphine soulageaient avec peine. Dans l'un de ces cas la femme était très anémiée ;

(1) Kummel : loco citato, 1886, n° 34.
(2) Deux litres et demi ou trois litres de liquide avait dû passer dans la cavité utérine.

dans l'autre elle était albuminurique. Ces accidents prirent
fin environ 12 heures après le début, laissant une seule fois
de la gingivite avec un peu de liseré.

Dans une autre circonstance, nous eûmes l'occasion d'observer, après une injection intra-utérine, des phénomènes en
apparence graves. Cette injection ne fut pas faite avec toutes
les précautions voulues. En effet nous manquions de l'ins-
tallation ordinaire et nous nous servîmes d'un irrigateur
Eguisier. Une fois la sonde introduite au fond de l'utérus,
nous priâmes la personne qui tenait l'irrigateur d'ouvrir
tout doucement le robinet ; cela fut fait au contraire très
brusquement. Ma main droite placée sur le fond de l'utérus
sentit un jet violent de liquide heurter la paroi de l'organe
et presque aussitôt la femme s'asseoit sur son lit, criant,
se plaignant de douleurs abdominales excessives et d'une
sensation très pénible de froid. Le pouls devint petit et ra-
pide, la face pâle et angoissante, etc. ; et cette femme offrit
en un instant tous les symptômes du plus violent péritonisme.
Ici, nous n'avions pas eu affaire à de l'intoxication mercurielle, mais vraisemblablement à des accidents réflexes produits par la percussion brusque du liquide contre le fond de
l'utérus, car deux injections de morphine avaient raison de
ces bruyants accidents.

Chez une dernière accouchée enfin, nous venions d'intro-
duire la sonde dans l'utérus et de commencer l'injection
lorsque survient un état syncopal avec sensation d'oppres-
sion extrême. Une attaque d'hystérie commençait. Cette
femme d'ailleurs avait eu d'autres crises antérieures.

Les *injections intra-utérines* ne sont pas seules passibles
de ces graves reproches. Des accidents identiques, et même
la mort ont quelquefois suivi de *simples irrigations vaginales*. Nous citerons à ce sujet l'observation de Maürer : une
femme est accouchée par le forceps d'un enfant mort ; délivrance artificielle. Injection vaginale avec 1/2 litre d'une
solution de sublimé à 1/2000. La malade ne pouvant uriner,
Maürer se rend près d'elle huit heures après et trouve un vagin chaud et rouge ; cette rougeur intense s'étendait exté-

rieurement sur toute la région vulvaire, la partie interne des cuisses et le ventre jusqu'à l'ombilic. Soif ardente, démangeaisons insupportables; T. 39°. Le lendemain la surface érythémateuse se couvrit d'une éruption de petites vésicules de la grosseur d'une tête d'épingle; la rougeur gagne le tronc, la face, la partie supérieure des cuisses; surviennent ensuite des vomissements, une diarrhée séro-sanguinolente, des urines vert-grisâtres, troubles, et très albuminuriques. Le soir du deuxième jour la température s'éleva à 40°. Délire léger. Au quatrième jour l'éruption atteignit les mains et les pieds. Gingivite légère, pas de salivation. La température commence à s'abaisser le cinquième jour et redevient tout à fait normale le onzième jour. Cette abaissement de la température coïncida avec une transpiration excessive et la cessation de la diarrhée. Les portions du vagin qui tout d'abord étaient rouges, devinrent jaunâtres, puis formèrent des ulcérations recouvertes d'exsudats diphthéroïdes; les lochies étaient puriformes, la malade guérit. Maürer discutant le diagnostic, se base sur le mode de début, les lésions caractéristiques du vagin, l'absence d'angine, le mode d'extension de l'éruption pour mettre tous ces accidents sous la dépendance d'une intoxication mercurielle.

Doit-on, en face d'une pareille succession de symptômes, invoquer une infection microbienne ou septicémique? Nous ne croyons pas, car c'est toujours après les premiers lavages que surviennent les complications, alors que les phénomènes d'infection sont presque nuls ou accusés seulement par une température peu élevée, ne dépassant pas 39°. Il existe bien une diarrhée dysentériforme septicémique, mais elle ne se produit, elle aussi, que lorsque les accidents infectieux se sont nettement déclarés et que les troubles utérins ou du côté des annexes, les altérations des lochies, rendent suffisamment compte de la complication observée. D'ailleurs les altérations anatomo-pathologiques révélées par l'autopsie et plus spécialement ces ulcérations multiples et étendues du gros intestin et du rectum, les particules métalliques trouvées dans l'épaisseur des parois intestinales, les réactions du mercure fournies par différentes sécrétions sont là pour expliquer la production facile et presque constante de la diarrhée, et en même temps pour attester en faveur d'un véritable empoisonnement hydrargyrique. Dans un cas où la cavité péritonéale offrait des traces d'inflammation et contenait environ 100 grammes d'un liquide louche, Doléris rechercha inutilement un microbe pyogène.

A côté de ces accidents graves produits par le sublimé, il nous a été donné d'observer des accidents plus légers, consistant uniquement en certaines éruptions cutanées sur lesquelles notre maître M. Fochier avait attiré notre attention et que nous allons brièvement décrire.

Dans un premier cas il s'agit d'une primipare accouchant avec une déchirure profonde du périnée et un peu d'inertie utérine. Après l'accouchement on fit chaque jour deux injections vaginales au sublimé (1/2000). Vers le cinquième ou sixième jour apparut d'abord au pourtour des organes génitaux, puis à la racine des cuisses, une éruption très rouge, boutonneuse, irrégulièrement distribuée, gagnant peu à peu les autres parties du corps et de la face. La malade éprouvait en ces points une cuisson légère. La température ne dépassa pas 38°,3. Léger mal de gorge. Au bout de sept à huit jours cette éruption, sans caractère déterminé, disparut laissant après elle une desquamation furfuracée sans albuminurie.

Dans un deuxième cas la parturiente, soumise aux mêmes précautions antiseptiques (lotions vaginales à 1/2000) offrit le deuxième ou le troisième jour une éruption très marquée sur la partie interne des cuisses, sur la face et caractérisée par de petites plaques érythémateuses, irrégulières, saillantes, rouges, et ne s'effaçant qu'incomplètement par la pression. Ces plaques, à un examen plus soigné, se montrent comme formées par des papules réunies en groupe de quatre, six, dix et sont le siège d'une cuisson vive et de prurit. En certains points les papules apparaissent isolées et bien détachées des plaques. Les urines renferment une notable quantité d'albumine. La température se maintient aux environs de 38°.

Notre IIIe obs. appartient à une primipare qui ne présenta rien de particulier pendant son accouchement, et fut traitée dans les premiers jours de ses couches par des injections vaginales de liqueur de Van-Swieten dédoublée. Dès le lendemain de l'accouchement, la région génitale devint le siège d'un vrai prurit, en même temps qu'apparaissent des papules larges, saillantes, très rouges et incomplètement effacées par le doigt. Cette éruption s'étendit vers la racine des cuisses. Deux jours après l'accouchement la même éruption ortiée avait gagné la face. Ici on apercevait des plaques rouges de forme et dimensions très irrégulières, formant une légère saillie, séparées par des intervalles de peau saine et recouvertes sur les parties les plus anciennes par de petites vésicules de sudamina. L'éruption, d'abord confluente sur le front et autour des yeux, s'étendit peu à peu sur toute la face qui, notablement bouffie, offrait au premier coup d'œil un aspect érysipélateux. L'œdème des paupières était assez marqué pour s'opposer à leur soulèvement. L'éruption s'accompagnait de cuisson et démangeaison vives. Pas de phénomènes généraux. La température atteignait seulement 38°,6 le septième jour. Des parties génitales l'éruption s'étendit à l'hypogastre, mais prit à ce niveau un caractère différent : l'érythème y était moins marqué et en grande partie recouvert de vésicules plus ou moins confluentes. Pas d'albuminurie. La malade dit avoir eu à son premier accouchement une éruption à peu près analogue.

Dans un seul de nos trois cas il survint après l'éruption de l'albuminurie.

Y a-t-il lieu d'attribuer ces éruptions à une résorption mercurique, ou faut-il, au contraire, ne voir en elles que la manifestation extérieure d'un état général infectieux plus ou moins grave ? On a, en effet, décrit dans les suites de couches une série d'éruptions, qui, quoique peu différentes au point de vue morphologique, méritent cependant d'être séparées dans leur pathogénie.

Au dix-huitième siècle et jusqu'au travail de Gastellier, on rapportait toutes les éruptions observées chez les accouchées à la fièvre miliaire, parce que celle-ci dès sa première apparition, surtout en Allemagne et en Italie, frappa de préférence les nouvelles accouchées. Quand une épidémie de ce genre sévissait dans une contrée, elle faisait ses premières victimes parmi les femmes en couches, avant d'atteindre les adultes placées dans d'autres conditions. La mortalité était grande. Aussi, dès qu'une femme offrait au lendemain de son accouchement une éruption quelconque entée sur un état général grave, le diagnostic de fièvre miliaire était porté, qu'on fût ou non en temps d'épidémie. Gastellier, dans son travail paru en 1778, établit une première division et admit une fièvre miliaire essentielle et une fièvre miliaire symptomatique liée le plus souvent à la fièvre puerpérale. Une assez grande confusion règne ensuite dans la première moitié du dix-neuvième siècle sur les éruptions des accouchées.

En 1840, Helm [1], Retzius signalent après l'accouchement des rash puerpéraux assez analogues aux éruptions scarlatineuses, dont ils se distinguent cependant par l'absence de toute puissance contagieuse, par leur mode d'apparition et leur fugacité et par l'absence d'angine.

Guéniot [2], en 1862, décrit chez les nouvelles accouchées une sorte de maladie essentielle, de fièvre éruptive devrionsnous dire peut-être, offrant comme principaux caractères :

a) Une rougeur légère, granitée, revêtant parfois l'apparence des plaques diffuses à teinte uniforme et framboisée de la scarlatine.

b) Ces éruptions, accompagnées ou non de fièvre, sont presque constamment suivies d'une éruption miliaire ne constituant, elle, qu'un phénomène accessoire de la maladie. Cette affection que Guéniot décore d'un nom nouveau, la

(1) Helm : Maladies puerpérales, 1840, Paris.
(2) Guéniot : De la scarlatinoïde puerpérale. Th. Paris, 1862.

scarlatinoïde puerpérale, se montrait indépendante ou non d'une autre affection, la péritonite.

Mais dans la description que l'auteur nous fait de cette curieuse maladie, comme dans les observations qu'il cite, on reconnaît de suite la scarlatine avec ses diverses périodes et son cortège de symptômes, auxquels il ne manque ni l'angine ni l'albuminurie. Comme la scarlatine vraie elle sévit surtout en temps d'épidémie de fièvre puerpérale. Guéniot lui-même le fait remarquer.

Il n'en est pas moins vrai cependant que dans la septicémie des accouchées on peut observer diverses éruptions dont quelques-unes se rapprochent beaucoup de l'exanthème scarlatineux.

Lorain (1) a publié trois faits de scarlatine d'une espèce particulière « avec une rougeur peu intense et une singulière inégalité dans les symptômes, quelquefois sans fièvre et sans angine ». Deux de ces femmes, accouchées depuis quelques jours, succombèrent : la troisième guérit après avoir présenté une miliaire abondante, sans sueurs et sans angine.

Despine (2) a observé dans trois cas des éruptions cutanées qui étaient en rapport avec une infection utérine. C'étaient des congestions de la peau fugaces, ressemblant tantôt à de l'érysipèle, tantôt à de la scarlatine, tantôt à de la rougeole et comparables aux rougeurs intenses qui sont l'expression habituelle de la résorption septique. Dans l'un de ces cas, l'éruption, qui avait disparu, se reproduisait après deux ou trois jours, à l'occasion d'un nouvel accès fébrile, sur la poitrine, au cou, à la figure et sur les bras.

L'observation V de Guéniot paraît se rapporter à un cas de ce genre. La malade, atteinte d'une fièvre puerpérale, vit au sixième jour se développer sur le devant de la poitrine une éruption constituée par de très petites taches rouges,

---

(1) Lorain : Voir thèse de Quinquaud, *Du puerpérisme infectieux*, Paris, 1872.

(2) Despine : De la septicémie puerpérale *(Archives générales de médecine*, 1872, p. 205.

assez rapprochées pour former une rougeur continue et ponc-
tuée. La femme succomba à son infection. Nous devons
ajouter qu'on lui avait fait sur toute l'étendue de l'abdomen
des frictions hydrargyriques. Aulas (1), dans son travail cite
un certain nombre d'observations de même nature, c'est-à-
dire ayant trait à des exanthèmes scarlatineux, survenant chez
des accouchées atteintes de fièvre puerpérale. Ces éruptions
sont toujours d'un grave pronostic.

Il est intéressant de faire remarquer qu'on a commis chez
les blessés la même confusion entre la vraie scarlatine (2) et
les exanthèmes plus ou moins analogues à ceux de la scarlatine et naissant chez les individus infectés (3).

Batut a colligé tous les cas de vraie scarlatine observés
chez les opérés.

Savart, Wilks, Graily Herwitt, etc., citent de nombreux
faits de fausses scarlatines (4).

Volkmann donne la relation de plusieurs pseudo-érysipèles
liés à la septicémie.

Culot (5), dans sa thèse sur la médullite aiguë des os, a signalé des éruptions scarlatineuses sans angine préalable,
naissant au milieu d'accidents septiques bien manifestes.

A côté des éruptions simulant de près ou de loin la scarlatine, on a cité (Guéniot, Verneuil, Aulas, Tremblez) (6), chez
les blessés aussi bien que chez les accouchées, des éruptions
généralement polymorphes et revêtant l'aspect de la miliaire,
du zona, de l'érythème simple, de l'érythème vésiculeux ou
bulleux, de l'urticaire, etc. Ces différentes formes peuvent se
rencontrer sur le même sujet. Toutes elles se greffent sur un
état général infectieux et grave ; aussi sont-elles presque

(1) Aulas : Des éruptions septicémiques. Th. Paris, 1878.
(2) Batut : De la scarlatine chirurgicale. Th. Paris, 1882.
(3) Verneuil : *Gazette hebdomadaire*, 1868.
(4) Voir thèse Batut, déjà citée. Voir aussi thèse de Picaud, 1875 ; de
Quinquaud, 1872.
(5) Culot : De la médullite aiguë des os. Th. de Paris, 1871.
(6) Tremblez : Éruptions cutanées survenant pendant le cours des af-
fections chirurgicales. Th. de Paris, 1876.

toujours accompagnées par le cortège symptomatique de la septicémie : frissons, fièvre intense, altérations de l'état général, etc. Tous les cas cités par Verneuil ont été suivis de mort. Sur 24 cas rassemblés par Aulas dans sa thèse, nous trouvons 19 morts. Mais cet auteur cite trois des observations de Guéniot, observations qui ne sont autre chose que des faits de scarlatine. En outre quelques-uns de ces cas pourraient fort bien reconnaître une autre étiologie. C'est ainsi que dans l'observation XIX il cite l'exemple d'une accouchée qui prend trois jours après un accouchement normal une fièvre légère (39°). Le lendemain un exanthème apparaît occupant la face, le tronc et la partie interne des cuisses. Pas de symptômes généraux graves. Un peu d'odeur des lochies. Ni angine, ni albuminurie. On fait des injections intra-utérines avec une solution étendue d'acide phénique. Cette même solution n'a-t-elle pas été employée à titre préventif en irrigations vaginales ? L'éruption existait, en effet, à la partie interne des cuisses, tandis que le plus souvent les éruptions septicémiques se montrent loin du foyer traumatique ayant donné lieu aux premiers accidents.

Une élévation modérée de température ne doit pas d'ailleurs faire rejeter absolument l'idée d'un empoisonnement, car Küster (1) a prouvé que l'empoisonnement par l'acide phénique déterminait assez souvent une élévation de la température.

Ainsi l'absence de tout état général grave, le mode de succession des symptômes, le peu d'élévation de température, etc., indiquent, pour les éruptions observées par nous-même dans les premiers jours de couches, une autre pathogénie. Et en parcourant les travaux parus sur les accidents occasionnés par le mercure employé *intus* ou *extra*, il ne nous a pas été bien difficile de retrouver des observations identiques. Alley, dès l'année 1804 (voir thèse de Gaucheraud (2) y signale la production de différents exanthèmes à la

(1) Ueber die giftigen Eigenschaften der carbol saüre, etc. *Deutsch Zeitsch. für pract. Medicin*, n° 19.
(2) Gaucheraud : Éruptions mercurielles. Th. Paris, 1886.

suite de l'administration du mercure, exanthèmes qu'il groupe et désigne sous le nom d'hydrargyrie. Lagneau, Royer, Briquet confirment par leurs observations personnelles les idées de Alley. Gaucheraud, dans une thèse de Paris, inspirée par Fournier, fait une étude assez complète de ces phénomènes. Quelques observations très intéressantes y sont décrites. La première est relative à un malade de Fournier qui faisait après n'importe quelle préparation mercurielle (onctions mercurielles, bains de sublimé, protoiodure de mercure, cautérisations de nitrate acide de mercure), une éruption scarlatinoïde généralisée précédée de symptômes généraux fébriles : céphalalgie, frissons, soif vive, etc. Dans l'observation V, nous trouvons rapporté le cas d'un jeune homme qui prend une certaine dose de calomel, et voit presque aussitôt se développer une éruption scarlatineuse commençant par le pubis. Plus tard après une application externe de mercure, survient une éruption d'urticaire commençant par le pubis, atteignant ensuite l'abdomen et la poitrine. Beuve (1), Dupré (2) rapportent des observations identiques. Dans l'observation I de son travail Beuve cite le cas d'une primipare, chez laquelle on fait dans les jours qui suivent l'accouchement, des injections vaginales au sublimé (1/1000). Un érythème de la région vulvaire se développe s'étendant jusqu'à la racine des cuisses. Trois jours après surviennent des accidents de salivation et une gingivite hydrargyrique intense.

Nous avons déjà rapporté ci-dessus les cas de Netzel, de Maürer. Engelmann relate encore le fait suivant : il donne du calomel à une malade et voit survenir à la suite de son administration un gonflement énorme de la face marqué surtout aux paupières, de l'injection des conjonctives, et une rougeur scarlatineuse s'étendant jusqu'au cuir chevelu. La même éruption se reproduisit à plusieurs reprises dans des circonstances identiques.

(1) Beuve : Le sublimé en obstétrique. Th. Paris, 1884.
(2) Dupré : De l'hydrargyrie. Th. Paris, 1884.

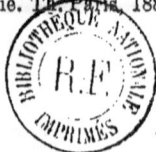

C'est à des cas de ce genre, c'est-à-dire à une intoxication légère par le sublimé employé en injections vaginales,
que nous attribuons les trois cas d'érythème polymorphe
relatés brièvement ci-dessus.

Toutefois, dans la pathogénie de ces éruptions, il est,
croyons-nous, encore nécessaire de tenir compte d'autres in-
fluences, parmi lesquelles surtout du traumatisme et de
l'idiosyncrasie.

Le traumatisme (1) chez les individus prédisposés, sem-
blent devoir produire avec facilité certaines formes érup-
tives et particulièrement l'herpès et l'urticaire. Picoud (2),
dans sa thèse, cite le fait d'une dame qui ne peut subir la
moindre opération sans qu'aussitôt il survienne un herpès à
distance. Peut-être faut-il même, sous ce rapport, accorder
au traumatisme génital une importance spéciale. Graily
Herwitt (th. de Batut) cite une éruption d'urticaire survenant avec l'ablation d'une excroissance uréthrale chez une
femme, et fait remarquer que Scanzoni considère ces faits
comme fréquents, après les opérations effectuées sur les organes génitaux des femmes. Spencer-Wells a vu un rash
semblable à celui de la scarlatine couvrir tout le corps d'une
femme un quart d'heure à peine après une application de
perchlorure de fer sur une excroissance en chou-fleur de l'u-
térus. Ce même auteur connaît une malade à laquelle il n'a
jamais pu appliquer le spéculum sans voir survenir de l'urticaire.

Pour expliquer la pathogénie des éruptions dont nous
nous occupons, il faut donc, à côté de l'influence toxique de
la substance médicamenteuse, faire une assez large part
au traumatisme et surtout à l'idiosyncrasie du sujet. Cette
idiosyncrasie explique le cas de Fournier, comme aussi il
nous rend compte de la rareté de ces éruptions chez des accouchées qui, toutes, sont soumises au même mode de trai-

(1) Tremblez : Éruptions cutanées survenant dans le cours des affec-
tions chirurgicales. Th. Paris, 1876.
(2) Picoud : Éruptions cutanées d'origine traumatique. Th. Paris, 1875.

tement préventif. De la même façon ou s'explique que des
accidents surviennent entre les mains de chirurgiens expé-
rimentés et bien au courant du mode d'emploi et des dan-
gers de la substance antiseptique.

De tous les faits qui précèdent, il résulte incontestablement que dans de certaines conditions, sur lesquelles nous re-
viendrons bientôt, l'emploi de solutions de sublimé en injections intra-utérines ou même en simples injections vaginales
peut donner lieu à des accidents (1). Ces accidents peuvent
être légers et consister uniquement en éruptions érythémateuses ou ortiées, mais aussi ces accidents peuvent devenir
graves et amener la mort de la malade.

Comment se fait-il qu'une simple injection vaginale puisse
donner lieu à de pareils désordres ? A cause de ce fait que le
vagin est encore, dans les premiers jours des couches, très
distendu, très développé et fortement vascularisé. Il est, de
plus, sillonné d'éraillures, de déchirures plus ou moins pro-
fondes, plus ou moins étendues, comprenant même tout ou
partie du périnée. Or, lorsqu'on donne une injection vaginale à une femme mise dans le décubitus dorsal (avant l'accouchement, par exemple) il est facile de constater, dès que
la femme se lève, qu'il s'écoule par la vulve une quantité
relativement considérable du liquide injecté, retenu jusque-
là dans le vagin par la tonicité vulvaire et périnéale. Le
même fait mécanique doit se produire dans les suites de
couches, et d'autant plus facilement que la position de la
femme ne varie pas et que les parois du conduit vaginal
n'ont pas repris encore leur tonicité normale. L'absorption
d'un poison aussi actif que le bichlorure de mercure en quantité trop grande par les différentes voies d'absorption restées
ouvertes n'a donc rien d'irrationnel. Le liquide injecté et
stagnant dans le vagin doit même baigner complètement le

(1) Il est important de rappeler que des accidents graves sont survenus
aussi après l'emploi de l'acide phénique en *injections vaginales* dans les
suites de couches (voir A. Briggs-Fall von Karboff vergiftungek, IN *Centralblatt für Gynæk.*, 1888, n° 23.)

col toujours plus ou moins dilacéré et pénétrer par voie de capillarité jusqu'à l'intérieur de la cavité utérine (1).

La même explication, c'est-à-dire une rétention de liquide, est à plus forte raison valable avec toute injection intra-utérine. Dans ses expériences, Glöckner irrigue après la parturition l'utérus des chiennes avec une solution phéniquée à 5 %. Il a rapidement des accidents mortels. A l'autopsie de plusieurs de ces animaux, faite 40 ou 50 minutes après la mort, nous remarquons qu'à plusieurs reprises cet auteur signale l'utérus comme contenant encore une quantité appréciable de liquide (8 centimètres cubes, obs. 1 ; 30 cent. cubes, obs. 11 ; 10 cent. cubes, obs. 44). La possibilité d'une pareille rétention doit nous tenir en éveil sur les injections intra-utérines faites après l'accouchement.

Nous ne nous occuperons pas des différentes voies que peut suivre un agent toxique placé dans l'utérus, sublimé ou acide phénique, pour pénétrer dans le liquide sanguin ou dans l'économie et produire les graves désordres que nous avons signalés. On peut à ce sujet consulter les travaux de Mangin (2) et Glöckner (3).

Par ce qui vient d'être dit, et devant tous ces faits d'intoxication, y a-t-il lieu d'abandonner l'emploi du sublimé en obstétrique ? Certainement non, car les services que cet agent nous rend, les existences qu'il sauve, surtout dans les plus mauvaises conditions d'hygiène, nous font un devoir de continuer à l'utiliser pour les soins d'antisepsie préventive dont nous devons entourer l'accouchée. Mais il est nécessaire de prendre quelques précautions, sur lesquelles nous allons maintenant insister. L'état des reins devra tout d'abord attirer l'attention des accoucheurs (4). On se renseignera si oui

(1) Voir à ce sujet une récente communication de Boxall à la Société obstétricale de Londres, IN Semaine médicale, 1888, n° 29, p. 282.)

(2) Nouvelles Archives d'obstétrique, 1887.

(3) Glockner : Die irrigation der puerperalen uterus specioll mit carbol saüre. Th. de Dresde, 1886.

(4) Bartels a depuis longtemps déjà (1868) signalé cette susceptibilité particulière des brighthiques à l'égard du mercure, susceptibilité sur laquelle Bouchard a de nouveau insisté.

ou non cette femme qui va accoucher ou qui vient d'accoucher
a de l'albuminurie, si oui, il faut immédiatement remplacer le
sublimé par l'acide phénique, à 2 1/2 ou 3 %.

Quand le sublimé est indiqué, à quelle dose convient-il de
l'employer? La plupart des accidents sont peut-être survenus parce que la solution antiseptique était trop concentrée.
Les solutions à 1/1000 ou au-dessous, portées dans la cavité
utérine après l'accouchement, sont certainement dange-
reuses. Il convient donc de diluer la solution de sublimé, et
de la faire à 1/2000 ou encore 1/3000, 1/4000. A cette dernière
dose, et même à 1/5000, le liquide garde encore toute son
activité, comme agent antiseptique, sans être aucunement
dangereux.

Routh (Société obstétricale de Londres, juillet 1888) ad-
met que les solutions faibles de sublimé sont plus dange-
reuses que les solutions fortes qui coagulent mieux l'albumine, et par suite bouchent l'ouverture des petits vaisseaux.
Aussi recommande-t-il pour les usages ordinaires une solution iodée, ou, en cas d'infection, une solution de sublimé à
1/1000. La plupart des observations d'empoisonnement par
le sublimé sont contraires à cette manière de voir, car des
intoxications graves avec des solutions à 1/1000 et même
moins (1/750) ne sont pas rares. On comprend, en outre, que
les vaisseaux de quelque importance ne soient pas oblitérés
si facilement que l'indique l'auteur par un caillot albumi-
neux, ou que si ce dernier se forme les alternatives de con-
traction et de relâchement de l'utérus en auront facilement
raison.

Nous croyons pour notre compte qu'à 1/2000 et en l'absence
de toute contre-indication le sublimé est parfaitement anodin.
On pourrait encore, pour mieux se garantir, suivre l'exemple
de notre maître, M. le professeur Fochier, et réserver les
injections vaginales dans les suites de couches aux cas où
la désinfection n'a pu être effectuée d'une façon certaine et
définitive pendant l'accouchement, et faire suivre chaque
injection intra-utérine au sublimé d'une irrigation phéniquée à 2 ou 3 %.

Nous n'insisterons pas sur la manière de pratiquer correctement l'injection intra-utérine. Il faut surtout bien assurer le libre retour du liquide. La sonde en fer à cheval de Budin est parfaite ; la sonde de M. le professeur Fochier est bonne ; la courbure de celle de M. Laroyenne n'est pas assez prononcée pour être utilisée avec avantage immédiatement après l'accouchement. Dans toute autre occasion, cette dernière rend au contraire de grands services. Certaines sondes, comme celle de Doléris, sont plus compliquées et moins à la portée du praticien. Il est important que l'utérus ne soit pas trop contracté ou trop antéfléchi. Se méfier par conséquent des cas où l'ergot de seigle aura été administré ; nous savons qu'en pareille circonstance l'anneau de Bandl revient avec beaucoup d'énergie sur lui-même et ferme hermétiquement la cavité utérine.

Quand on s'est assuré que le liquide revient facilement de la cavité utérine, on peut sans le moindre inconvénient faire passer 1, 2 et 3 litres de la solution de sublimé à 1/2000, s'il n'existe pas de contre-indication. L'injection prolongée facilite peut-être une absorption légère de bichlorure de mercure, ce qui peut avoir des avantages, dans les cas où les accidents graves de septicémie sont déjà déclarés. On comprend en effet que la pénétration d'une certaine quantité de l'agent actif, par les voies lymphatiques, puisse arrêter sur place le développement du streptocoque puerpéral. Les bains généraux de sublimé n'ont-ils pas paru en certains cas, arrêter la marche d'accidents pyohémiques confirmés (D. Mollière) ? Un ou deux litres au contraire de la même solution (ou d'une solution plus faible à 1/3000) suffiront largement dans les cas où l'on ne veut faire qu'une antisepsie préventive.

Enfin, avant de pratiquer une injection intra-utérine de sublimé, il convient encore de tenir grand compte de l'état général de l'accouchée et du mode de fonctionnement de ses voies digestives. Une anémie accentuée, antérieure ou consécutive à l'accouchement, contre-indique l'emploi du sublimé. L'anémie aiguë qui suit les hémorrhagies abondantes est particulièrement dangereuse. Le mauvais état des voies digestives, une constipation opiniâtre éveilleront aussi l'attention, car l'intestin est une voie d'élimination importante pour le bichlorure de mercure. On sait, en effet, qu'après son absorption, ce dernier s'élimine surtout par l'intestin et les reins.

Pour conclure, nous dirons qu'en s'entourant des précautions voulues, on n'aura par l'usage du sublimé à 1/2000 ou 1/3000 que des chances infinitésimales d'avoir des accidents graves chez une accouchée, possédant même une idiosyncrasie avérée pour ce médicament (1).

(1) Afin d'avoir une solution de sublimé aussi active, ou peut-être même plus active que la liqueur de Van-Swieten, et ne fournissant aucun précipité salin sous l'influence de la lumière ou de la chaleur, il est utile de formuler la solution de la façon suivante :

Sublimé....................	1 gr.
Chlorure de sodium..........	1 —
Eau ordinaire.	1000 —

On peut même faire préparer à l'avance des petits paquets contenant chacun :

Sublimé..............	1 gramme
Chlorure de sodium.....	1 —
Violet de méthyle......	1 milligr.

(Vicario. *Bulletin général de thérapeutique*, 1887, p. 446.)

www.ingramcontent.com/pod-product-compliance
Lightning Source LLC
Chambersburg PA
CBHW060533200326

41520CB00017B/5224